LES
EAUX D'ALLEVARD

ET LES

INHALATIONS SULFUREUSES

APPLIQUÉES AUX

MALADIES DE L'APPAREIL RESPIRATOIRE

PAR

LE Docteur Max DURAND-FARDEL

Médecin Inspecteur des Sources d'Hauterive, à Vichy,
Président honoraire de la Société d'Hydrologie médicale de Paris.

PARIS

GERMER-BAILLIÈRE, LIBRAIRE-ÉDITEUR

BOULEVARD SAINT-GERMAIN, 108.

1882

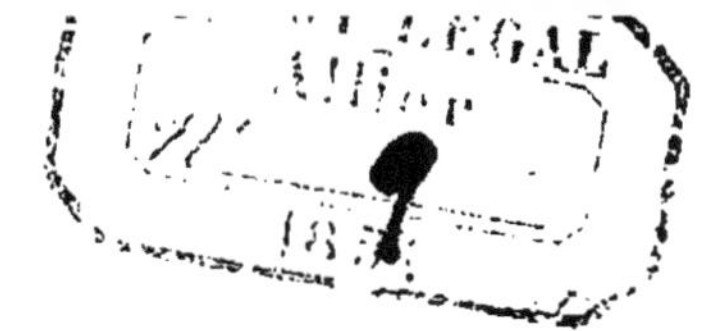

LES

EAUX D'ALLEVARD

ET LES

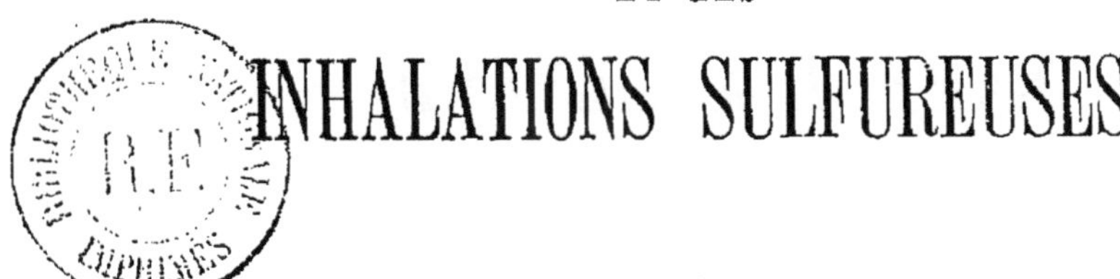

INHALATIONS SULFUREUSES

APPLIQUÉES AUX

MALADIES DE L'APPAREIL RESPIRATOIRE

PAR

LE DOCTEUR MAX DURAND-FARDEL

Médecin Inspecteur des Sources d'Hauterive, à Vichy,
Président honoraire de la Société d'Hydrologie médicale de Paris.

———

PARIS

GERMER-BAILLIÈRE, LIBRAIRE-ÉDITEUR

BOULEVARD SAINT-GERMAIN 108.

———

1882

LES

EAUX D'ALLEVARD

ET LES

INHALATIONS SULFUREUSES

APPLIQUÉES AUX MALADIES DE L'APPAREIL RESPIRATOIRE

Allevard, chef-lieu de canton du département de l'Isère, est situé dans un des coins les plus pittoresques de cette région alpestre dont les splendeurs n'ont rien à envier à celles de la Suisse et de la Savoie. Un de nos romanciers les plus populaires, qui sait si bien revêtir des couleurs de la poésie le crayon du réalisme, a décrit, avec le charme qui lui appartient, sous le nom d'Arvillard, emprunté à un manoir du voisinage, la vallée enchanteresse où il lui a plu de promener Numa Roumestan et les personnages vivants de son drame. La vallée d'Allevard s'étale, sous les yeux de ses lecteurs, avec ses pelouses et ses montagnes, ses glaciers, ses torrents et ses usines, ses ombres et ses lumières, et ses reflets tour-à-tour étincelants et mélancoliques.

La station d'Allevard n'est qu'à 470 mèt. d'altitude, mais les montagnes qui, au déclin du jour, la touchent de leurs ombres, atteignent ou dépassent 4,000 mètres.

La vallée est creusée dans l'étage inférieur de la formation du lias. Ce calcaire, de couleur noire, doit cette teinte à des matières bitumineuses qui entrent dans sa composition. Il renferme des bélemnites et quelques ammonites. Il est traversé par de nombreuses veines de chaux carbonatée blanche, pénétrées dans beaucoup d'endroits de nodules de pyrites de fer. Près des schistes talqueux, ces calcaires ont subi une transformation remarquable. Ils ont été changés en sulfate de chaux du plus beau blanc, à structure saccharoïde, qu'on exploite comme carrière à plâtre. Cette modification paraît s'être opérée lors du soulèvement des Alpes, pendant lequel tout le système micacé talqueux fut injecté d'une innombrable quantité de veines de fer spathique et de filon s quartzeux. Des émanations sulfureuses pénètrent ces couches calcaires sur une très-grande étendue, en suivant une zône peu large, mais qui s'étend depuis la Savoie jusque dans les Hautes-Alpes. Elle présente la structure saccharoïde et lamelleuse transparente. Au contact de la roche, le gypse se change en anhydrite pénétrée en certains endroits de fer sulfuré cristallisé. (NIEPCE.)

LES SOURCES D'ALLEVARD

Les eaux d'Allevard ont été analysées par M. Dupasquier. Voici quels ont été les résultats de ce travail remarquable :

PRODUITS SOLIDES

	Sels anhydres. gr.	Sels cristallisés. gr.
Carbonate de chaux	0,305	0,305
— de magnésie	0,010	0,015
— de fer	traces	traces
Sulfate de soude	0,535	1,211
— de magnésie	0,523	1,065
— de chaux	0,298	0,374
— d'alumine	traces	traces
Chlorure de sodium	0,503	0,503
— de magnésium	0,061	0,061
— d'aluminium	traces	traces
Acide silicique	0,005	0,005
Matière bitumineuse	traces	traces
Glairine	Quantité indéterminée.	
	2,240	3,539

PRODUITS GAZEUX

	centim. cubes
Acide sulfhydrique libre	24,75
— carbonique (1)	97,00
Azote	41,00 (2).

Avec quelque soin qu'ait pu être faite cette analyse, il serait intéressant de la reprendre aujourd'hui. De

(1) Ce chiffre indique non-seulement l'acide carbonique libre, mais encore celui qui servait à constituer les carbonates à l'état de bicarbonates.

(2) *Histoire clinique, médicale et topographique de l'Eau minérale sulfureuse d'Allevard*, 1850, p. 152.

nouveaux procédés d'analyse ont été introduits, et cependant il s'en faut que les chimistes soient d'accord sur la véritable constitution des eaux sulfureuses, soit pour l'origine, soit pour la coordination des principes qu'elles renferment. Le titre même de ces derniers tend à s'enrichir. Tout récemment (1881), un des médecins consultants d'Allevard, le docteur Kastus, ancien professeur de Chimie à Lyon, a reconnu qualitativement la présence dans ces eaux de trois substances qui n'avaient pas été signalées par Dupasquier : l'iode, la lithine et des phosphates.

L'eau minérale d'Allevard tient une place assez à part dans la famille des eaux sulfureuses, bien qu'elle appartienne nettement à une des divisions de cette famille, les *sulfhydriquées*.

Quels que soient les sujets de rapprochement qui aient pu être saisis entre elle et les Eaux-Bonnes (Niepce), elle se distingue formellement de celle-ci comme de toutes les autres par plus d'un caractère, et premièrement par l'absence de sulfures. Du reste, bien qu'il n'existe, dans aucune sorte d'eau minérale, deux stations (et même deux sources dans une même station) absolument identiques, c'est surtout parmi les sulfurées que se rencontrent ces différences individuelles dont l'application pratique doit toujours tenir compte. L'extrême mobilité du principe qui les caractérise essentiellement en est sans doute la cause, et aussi l'incertitude des bases auxquelles il trouve à se rattacher.

Les eaux d'Allevard se rapprochent beaucoup plus des sulfurées calciques que des sodiques. Ce qui les distingue de l'ensemble de ces dernières, c'est leur basse température, leur minéralisation plus considérable, leur chiffre beaucoup plus élevé en sulfates et en chlorures, en bases calciques et magnésiques, et leur moindre teneur en silice, tous caractères relatifs qui, de leur côté, sont propres aux sulfurées calciques. C'est pour cette raison que j'avais, dans mon *Traité des eaux minérales*, rangé les eaux d'Allevard parmi les sulfurées calciques, dont il ne peut être nié qu'elles se rapprochent par l'ensemble de leur constitution. Cependant elles s'en séparent par l'absence de sulfures et je reconnais qu'elles doivent appartenir à une division particulière des eaux sulfureuses auxquelles paraît convenir la dénomination d'*eaux hydrosulfurées* ou *sulfhydriquées*, parce que l'hydrogène sulfuré n'y existerait qu'à l'état libre ou de dissolution.

Dans les eaux sulfurées sodiques, l'azote se rencontre à côté de l'hydrogène sulfuré ; dans les eaux sulfurées calciques, c'est l'acide carbonique.

Ici l'azote et l'acide carbonique se mêlent à l'hydrogène sulfuré, et dans des proportions qui assignent aux eaux d'Allevard une caractéristique particulière, en même temps qu'elles y communiquent à l'inhalation des propriétés toutes spéciales.

En effet, en même temps que la station d'Allevard, par la constitution de ses eaux et par la disposition de ses aménagements, se prête à l'ensemble des applications propres à la médication sulfureuse, le caractère des inhalations qui y sont pratiquées lui assigne une place à part dans cette même médication.

L'ÉTABLISSEMENT THERMAL
ET LES SALLES D'INHALATION

Pour exposer la remarquable installation de l'inhalation à Allevard, je ne puis mieux faire que de laisser la parole au docteur Niepce, à qui l'on doit en rapporter tout l'honneur.

« Pendant les trois premières années de mon inspectorat, dit ce médecin distingué, j'avais remarqué que les malades affectés de bronchites chroniques, de phthisie compliquant diverses affections pour lesquelles ils étaient venus prendre les eaux, se dirigeaient d'eux-mêmes vers une partie de l'établissement par où s'écoulaient les eaux des bains et dont le plancher était à claire-voie et qu'ils se donnaient rendez-vous aussi dans les corridors des bains dont l'air était chargé de gaz sulfhydrique. Je fus étonné des résultats qu'ils obtenaient et des modifications rapides survenues dans leurs symptômes.

« Cette observation me frappa : je fis l'analyse de l'air des cabinets de bains, de celui des corridros où séjournaient les malades, afin de me rendre un compte exact de sa composition. Je conçus alors pour la première fois l'idée de la création d'une salle d'inhalation gazeuse qui ne contiendrait pas de vapeurs, et qui par conséquent n'aurait pas les inconvénients de chaleur et d'humidité qui se trouvent dans les salles d'inhalation de vapeurs.

« Pour que cette salle d'inhalation renfermât une atmosphère contenant tous les principes gazeux de la source, il fallait trouver le moyen d'enlever à l'eau sulfureuse tous ces gaz. Voici comment le problème fut résolu :

« Au milieu d'une pièce carrée, entourée de banquettes, on plaça une grande vasque élevée de 1ᵐ 30 du sol, surmontée de plusieurs autres vasques superposées et de plus en plus petites à mesure qu'elles s'élevaient. Du centre de la plus élevée s'élançait un jet qui allait rencontrer, à une hauteur de deux mètres, un chapiteau qui divisait l'eau sous forme de pluie, d'où elle tombait sur la première vasque, de celle-ci dans l'inférieure, et ainsi de suite jusque dans la dernière, où elle se déversait pour être de là entraînée au dehors de la salle.

« Dans ces chûtes successives de l'eau sulfureuse, les gaz qu'elle contient se dégagent dans la salle dont l'atmosphère en est complétement imprégnée. Des clefs graduées, placées sur les conduits, permettant d'augmenter ou de diminuer le volume d'eau, servent à varier la quantité des gaz que l'on veut faire pénétrer dans la salle » (1).

Tel est le modèle sur lequel ont été conçues les salles d'inhalation d'Allevard, qu'il a fallu successivement multiplier. Le docteur Niepce a fait preuve d'une grande sagacité en réalisant ainsi le problème de l'inhalation dépouillée de la vapeur d'eau, celle-ci ayant le grave inconvénient de transformer les salles d'inhalation en de véritables vaporarium, absolument inappropriés au genre de malades qui réclament une semblable médication.

La source d'Allevard est unique, sa température est de 16° 2 (Dupasquier). Un jaugeage, exécuté en 1857, lui attribue approximativement deux cents hectolitres par vingt-quatre heures.

(1) Niepce. *Guide de l'Etranger et du Baigneur aux Eaux d'Allevard*, 1880.

L'établissement thermal est à 300 mètres de la source. L'eau minérale, lancée par quatre corps de pompes aspirantes et foulantes, s'y rend dans trois conduites. La principale, construite en ciment, fournit l'eau des bains et des douches. Elle débouche dans des réservoirs clos où s'emmagasine la quantité d'eau minérale nécessaire au service. Deux autres conduites plus petites fournissent, l'une en plomb, l'eau minérale destinée aux inhalations, aux petites douches locales, l'autre en verre, entourée d'un manchon en ciment, l'eau destinée à la buvette de l'établissement et aux gargarismes. Ces deux dernières conduites se rendent directement aux lieux d'emploi, sans s'arrêter dans les réservoirs, ce qui les expose moins à la déperdition des gaz.

Il y a deux buvettes, l'une très-rapprochée du griffon de la source, l'autre à l'établissement. Chacune d'elles occupe un pavillon auquel est jointe une s lle destinée aux gargarismes et aux aspirations nasales.

L'établissement thermal proprement dit se compose de deux corps de bâtiment, l'ancien et le nouveau, distants de quelques mètres l'un de l'autre. L'ancien établissement contient trente-cinq cabinets de bains avec quarante baignoires, six douches générales chaudes ou écossaises, six douches locales, une douche froide en cercle, un bain de siége froid, quatorze petites douches de pulvérisation à la vapeur, dix-neuf douches à petit jet pour le pharynx, les fosses nasales et les yeux, deux étuves, deux salles d'inhalation tiède, deux douches ascendantes et une salle de bains de pieds.

Le nouvel établissement ne comprend que des salles

d'inhalation froide, au nombre de sept, dont le mode
d'installation a été décrit plus haut.

Les salles tièdes d'inhalation ne diffèrent des salles
froides que par l'addition d'une certaine quantité de
vapeur d'eau qui en élève la température à 27 ou 28° c.

Une installation d'hydrothérapie froide est jointe à
l'établissement thermal (1).

Il était intéressant de savoir dans quelles conditions
de sulfuration l'eau minérale se trouvait à chacun des
points où elle est mise en usage. Une note inédite de M.
le docteur Baron, médecin-consultant à Allevard, nous
fournit sur ce sujet des détails très-circonstanciés.

On a vu plus haut que l'eau d'Allevard contient
24°c. 75 d'hydrogène sulfuré.

MM. Baron et Pérouse ont trouvé, à la buvette rap-
prochée de la source, 24°c. 48, c'est-à-dire une intégrité
parfaite de l'eau au point de vue de sa sulfuration.
A la buvette de l'établissement, plus distante, M. Kastus
a trouvé 22°c. 15, ce qui ne représente qu'une faible
déperdition.

Les petites douches pharyngées et nasales ont donné
à MM. Baron et Pérouse 19° c. 93.

Je suivrai ces observateurs distingués dans leurs
recherches sur les autres parties de l'établissement
thermal.

L'eau des réservoirs a donné un titre variable
suivant l'activité du service. La déperdition sulfureuse
augmente naturellement avec le temps du séjour dans
ces réservoirs. Le titre sulfurométrique, après d'assez
nombreux essais, a paru osciller autour de 13° c.

---

(1) Tel est l'état actuel de l'établissement thermal. La compagnie
qui vient de faire l'acquisition de l'établissement d'Allevard se pro-
pose d'y introduire d'importantes améliorations.

Pour amener l'eau des bains et des douches à la température nécessaire, on mélange l'eau minérale à sa température native avec de l'eau minérale chauffée. Cette dernière opération a lieu dans une vaste cuve bien close ou circule un serpentin de vapeur. L'eau prend à ce contact une température voisine de 70° c.

L'air des salles d'inhalation ne diffère de l'air extérieur que par l'addition des gaz contenus dans l'eau minérale. L'hydrogène sulfuré y a seul été recherché. L'eau minérale y arrive au titre de 20° c. environ. Après le brisement, l'eau recueillie dans le canal d'émersion au dehors ne posséde plus que 1° c. La perte ou, si l'on veut, l'emploi, correspond donc au chiffre de 19° c. ou 95 0/0 de gaz hydrogène sulfuré répandu dans les salles.

D'autre part, connaissant le débit des appareils de pulvérisation et le cubage des salles, on arrive, par un calcul simple, à déterminer approximativement la quantité d'hydrogène sulfuré contenue dans l'air, laquelle serait d'un peu plus de la cent millième partie en volume.

Le traitement d'Allevard est surtout un traitement interne et d'inhalation La balnéation n'est généralement guère le fait d'une eau froide (1). Cependant elle tient ici une place qui ne doit pas être négligée : mais elle ne s'accommode que jusqu'à un certain point à la grande généralité des malades auxquels convient Allevard. Je tiens en effet, comme j'ai toujours pensé qu'il convenait de le faire dans toute étude de médication thermale, à faire ressortir la spécialisation des eaux d'Allevard. Sans doute ces eaux représentent une médication sulfureuse, et, à ce titre, se trouvent ap-

(1) Il y a cependant des exceptions, ainsi pour l'eau chlorurée sodique de Salins (Jura) et pour les autres eaux de Salines.

plicables à l'ensemble des cas auxquels ressortit une semblable médication. Mais c'est surtout aux maladies de l'appareil respiratoire qu'elles sont appropriées, et c'est autour de celles-ci qu'il convient de rassembler leur étude.

Avant d'entrer dans des détails plus circonstanciés sur ce qui concerne spécialement les eaux d'Allevard, je présenterai quelques considérations sur la médication sulfureuse en général.

ACTION THÉRAPEUTIQUE
DES EAUX SULFUREUSES.

Quelques différences qui existent dans la constitution primordiale des eaux sulfureuses, il est un caractère qui leur est commun, et qui leur communique une communauté d'actions thérapeutiques, c'est le gaz hydrogène sulfuré qui s'en sépare, et le principe sulfureux que, sous une forme ou une autre, elles introduisent dans l'organisme.

A ces propriétés communes viennent s'ajouter celles qu'elles doivent aux autres principes qu'elles renferment, et dont les plus apparents, par leur prédominance constitutionnelle relative, ou par leur prédominance thérapeutique propre, sont les bases calciques et magnésiques (terreuses) ou sodiques (alcalines), le chlorure de sodium et l'iode, ainsi que les gaz acide carbonique ou azote qui accompagnent l'hydrogène sulfuré.

Les propriétés communes et absolument spéciales des eaux sulfureuses peuvent donc être attribuées spécialement au contact de l'hydrogène sulfuré, et à la pénétration du soufre par l'ingestion de l'eau sulfureuse et par l'inhalation de l'hydrogène sulfuré. Pour ce qui est du bain, ces deux principes s'y retrouvent également.

Le premier effet d'une médication par les eaux sulfureuses, considérée dans ses conditions les plus habituelles et les plus simples d'administration, est une double excitation : l'une qui s'exerce sur les organes et les fonctions à l'état physiologique et en accroît l'activité, ainsi : augmentation de l'appétit, rapidité de la digestion, accroissement des sécrétions, etc. ; l'autre qui se porte sur les phénomènes morbides et tend à les accroître, ainsi, pour la bronchite en particulier, augmente la toux et les secrétions catarrhales. Ceci ne se fait pas sentir seulement sur les états morbides actuels, mais encore sur les états morbides qui n'existent qu'en puissance : c'est ainsi que se réveillent les douleurs nerveuses, goutteuses, les manifestations herpétiques ou syphilitiques.

Nous trouvons dans l'excitation physiologique les éléments d'une action reconstituante, et dans l'excitation pathologique les éléments d'une action substitutive. La première paraît se faire sentir spécialement sur le système nerveux, la seconde principalement sur les membranes tégumentaires interne et externe, avec une tendance précise à se marquer vers la périphérie. Il semble y avoir, dans l'action des eaux sulfureuses, quelque chose de superficiel, à quoi l'on ne saurait restreindre leur portée, mais que l'on peut opposer à ce qui distingue d'autres familles d'eaux minérales.

Ceci conduit d'abord à l'opportunité des eaux sulfureuses chez tous les organismes affaiblis, torpides, lymphatiques, scrofuleux, et à leur contre-indication chez les organismes excitables et particulièrement névropathiques.

Il semble que nous trouvions également, dans leur action substitutive, une indication de leur opportunité d'application aux maladies des surfaces tégumentaires, de la peau et des muqueuses, mais des muqueuses les plus superficielles, ainsi des voies respiratoires et des organes génitaux ; mais ici quelques explications sont nécessaires.

Que l'irritation substitutive soit un des éléments d'action des eaux sulfureuses dans les inflammations chroniques, ou catarrhales des muqueuses auxquelles elles sont appropriées, il n'y a pas à en douter : mais est-ce un élément nécessaire ? Je ne le crois pas. Dans certaines circonstances, je pense que c'est un procédé que l'art emploie, ou bien la nature à son insu ; mais, dans beaucoup d'autres, il ne se fait pas sentir, et même doit être évité. Je considère qu'il faut admettre une action spéciale des eaux sulfureuses sur les catarrhes des membranes muqueuses, très spécialement de l'appareil respiratoire. Il faut remarquer à ce sujet que la muqueuse bronchique est touchée par la médication de deux côtés à la fois, sur sa face libre par l'inhalation spontanée, inséparable de l'action des eaux sulfureuses, et sur sa face profonde, en raison de l'élimination par l'appareil respiratoire du principe sulfureux introduit dans l'économie.

Quelle peut-être cette action spéciale ? Les thérapeutistes attribuent à l'hydrogène sulfuré une action hyposthénisante. D'un autre côté, des observateurs spéciaux déclarent que les eaux sulfurées, si elles sont excitantes de l'innervation, sont sédatives de la circulation sanguine qu'elles rallentissent. Je ne sais trop quel profit nous pouvons tirer de ces observations, quelle part attribuer à l'action sédative dans des maladies anciennes, torpides, et qui ont souvent besoin de retrouver une certaine acuité ? Quant à la sédation particulière de la circulation, il faut qu'elle ne se trouve pas incompatible avec l'excitation du système nerveux, l'irritation substitutive, quelquefois avec ces témoignages d'une excitation générale que l'on a appelés fièvre thermale.

Quoi qu'il en soit, cliniquement parlant, les eaux sulfureuses sont excitantes. La préoccupation constante dans leur application est de prévenir une excitation exagérée du système, et que leur action substitutive locale aille au-delà de la mesure nécessaire. Il en est ainsi à Allevard comme ailleurs, bien qu'ici l'on trouve des facilités particulières d'application.

A tout ceci doit être ajoutée l'action *altérante* du soufre introduit dans l'économie. Mais celle-ci est plus difficile à définir, et elle échappe complètement à notre direction. A peine peut-on dire qu'il soit permis de la mesurer à la proportion suivant laquelle on administre le traitement thermal, car cette proportion se trouvera surtout sous la dépendance des actions dites physiologiques, et de l'action substitutive, lesquelles sont plus saisissables dans leurs effets, comme dans leur maniement. Je considère donc l'action altérante du soufre comme d'une importance qui varie suivant les cas, tantôt capitale, tantôt accessoire, mais toujours secondaire pour ce qui concerne la direction du traitement lui-même. On voit que ces considérations sont dominées par le point de vue clinique dont je ne veux point m'écarter dans ce travail.

Cette part faite à l'action altérante montre que le traitement d'Allevard est essentiellement un traitement de direction, et que le traitement banal qui, près de certaines stations, même douées de propriétés actives, permet à tant de malades de suivre, sans trop d'inconvénients, la marche routinière qu'ils se prescrivent eux-mêmes ou que leur ont indiquée des médecins étrangers aux notions de la médecine thermale, que ce traitement banal, dis-je, est absolument impraticable à Allevard, sans dangers, ou pour le moins sans réduire au minimum les résultats que l'on pouvait en attendre.

MODE D'ADMINISTRATION DES EAUX D'ALLEVARD
L'INHALATION.

L'emploi le plus simple des eaux d'Allevard est donc la boisson et, s'il n'y a pas de contre-indication, le bain. Ceci s'adresse spécialement aux indications altérante et reconstituante. Cette dernière pourra être renforcée par les douches, simples ou écossaises, au besoin par l'hydrothérapie, rarement applicable du reste aux maladies de l'appareil respiratoire.

Mais celles-ci réclament en général des actions directes qui exigeront des applications plus immédiates.

La pulvérisation rend de grands services ; mais son champ est assez limité. Elle porte des principes médicamenteux sur de larges superficies, elle fouille la surface des membranes muqueuses, pénètre entre les villosités, les follicules, mais elle est dépourvue de toute force de projection et n'exerce guère d'action à proprement parler résolutive. D'une autre part, elle ne parvient qu'à de faibles profondeurs et ne s'adresse en réalité qu'aux voisinages de la périphérie. Son champ est aujourd'hui bien défini, et l'observation a démontré la justesse des réserves que j'avais faites à son sujet, lors de son introduction dans la pratique, et des objections que j'opposais à l'Académie de médecine à mon excellent maître Trousseau, qu'avaient d'abord séduit les promesses de son inventeur.

Les douches proprement dites, à jet unique, direct ou brisé, exercent une action beaucoup plus résolutive sur les affections du gosier et des fosses nasales, lorsqu'un état congestif ou irritatif ne force pas de s'en tenir à la pulvérisation.

Mais dans toutes les affections de l'appareil respiratoire qui dépassent la glotte, c'est à l'inhalation qu'il faut recourir, parce que ce ne sont que les gaz et les vapeurs qui pénètrent à toute profondeur et peuvent accompagner l'air atmosphérique jusqu'aux dernières ramifications des bronches.

Nous avons vu que l'inhalation froide d'Allevard introduisait dans l'appareil respiratoire l'azote et l'acide carbonique, concurremment avec l'hydrogène sulfuré. Il en est naturellement de même de l'inhalation tiède à laquelle on est quelquefois obligé de recourir malgré ses inconvénients, et qui porte la température de la salle à 28° (1).

Il est assez difficile en clinique de faire la part respective de principes qui se trouvent ainsi rapprochés.

Je me bornerai à faire remarquer que les inhalations de gaz carbonique pur ont été employées avec des résultats positifs dans l'asthme, l'asthme sec, point ca-

____

(1) Dr KASTUS. *Considérations sur la méthode d'inhalation froide et tempérée pratiquée aux eaux sulfhydriquées d'Allevard.* 1880

tarrhal. C'est même à ce sujet que les premières applications du gaz carbonique ont été faites en France, à l'établissement thermal de Saint-Alban (1). J'ai pu moi-même obtenir de semblables résultats à Vichy. Mais cette dernière station est peu propice à ce genre d'observations, auxquelles je n'ai guère eu occasion de donner suite.

Quant à l'azote, on attache en Espagne beaucoup d'importance à ses qualités sédatives, bien qu'on n'en ait guère tenu compte jusqu'ici en France. Aux eaux dites *nitrogénées* de Panticosa, on emploie les inhalations d'azote dans les affections irritatives des voies respiratoires, et même dans des états aigus, au moins pour ce qui concerne le coryza et l'ophthalmie. Je signalerai cette remarque, consignée dans une note sur les eaux de Panticosa, communiquée par M. Raveau à la *société d'hydrologie,* que, d'après le docteur Arnus, « quand, dans les affections du gosier, il est besoin de produire une action substitutive, on fait alterner les douches d'eau azotée avec celles d'eau sulfureuse » (2).

Il est donc au moins permis de penser que le rapprochement des gaz que l'on respire dans les salles d'inhalation d'Allevard, combine une action sédative à l'action excitante et substitutive de l'hydrogène sulfuré.

(1) DURAND-FARDEL. *Note pour servir à l'Histoire de l'emploi de l'acide carbonique thermal en France, dans les annales de la Société d'Hydrologie médicale de Paris,* T. XI, p. 302. 1858-1859.

(2) *Annales de la Société d'hydrologie médicale de Paris,* t. XXIV, p. 584, 1878-1879.

ACTION THÉRAPEUTIQUE DE L'EAU D'ALLEVARD

La pratique de l'inhalation réclame à Allevard, comme partout ailleurs, et quelle que soit la forme sous laquelle elle est mise en œuvre, deux ordres de considérations : les unes relatives à l'action de l'inhalation sur les organes malades, les autres relatives aux conditions déterminées de ces derniers. Il s'agit là d'une pratique plus délicate peut-être qu'il ne paraît au premier abord : plus une médication se rapproche d'organes aussi susceptibles que ceux que l'on met en contact avec l'inhalation, plus elle réclame de réserve et d'attention dans son emploi. Je ne saurais mieux faire que de reproduire une note inédite de M. Baron, que j'ai sous les yeux. Non seulement elle exprime les résultats d'une expérience absolument compétente, mais elle donne une juste idée de l'observation scrupuleuse à laquelle les malades se trouvent soumis auprès de la station d'Allevard.

L'inhalation s'applique à Allevard dans la phthisie (1), l'engouement pulmonaire, l'asthme et la bronchite chronique.

Généralement l'inhalation tiède convient aux malades qui retiennent un certain degré d'acuité dans leurs affections, à ceux qui ont de la toux sèche, de l'irritation à la gorge et au larynx. Elle sert aux nouveaux venus de lieu de passage pour arriver à l'inhalation purement gazeuse. Les anciens y reviennent quelquefois pour éteindre une stimulation trop vive des bronches, survenue pendant le traitement.

Il faut être sobre d'inhalations tièdes chez les bron-

(1) Il vaut mieux dire la *tuberculisation pulmonaire.*

chitiques qui craignent les transitions de température,
les phthisiques qui suent abondamment, enfin chez les
malades qui réagissent difficilement. Hors de ces cas,
c'est à l'inhalation froide que sont adressés la plupart
des malades.

Au début, les séances d'inhalations froides doivent
être courtes. Ce n'est que peu à peu, en tâtant la susceptibilité des malades, que les séances sont prolon-
gées. Généralement on fait de 6 à 8 séances par jour,
suffisamment espacées. Les premiers jours, elles sont
de 5 minutes, puis de 10, 15, jusqu'à 25 minutes chacune, si elles sont bien supportées. Habituellement, à
la fin du traitement, on suit une marche progressive-
ment descendante, inverse de celle du début.

L'inhalation produit deux effets principaux: une
stimulation sur les systèmes circulatoire, pulmonaire
et bronchique; une action particulière sur le système
nerveux, tendant à régulariser et à rendre plus com-
plets les mouvements de la respiration (1). Dans la pratique, ces actions ne se séparent pas: elles s'ajoutent
au contraire pour produire des effets puissants dans les
cas suivants: prédispositions à la phthisie, collapsus
pulmonaire, suite de pleurésie, congestion et engorgement pulmonaire simple et péri-tuberculeux, asthme
sec et surtout catarrhal, bronchite et catarrhe bronchique.

Dans la phthisie pulmonaire confirmée, l'inhalation
est d'une application très-délicate. Il ne s'agit, bien
entendu, que de modifier la bronchite concomitante, de
résoudre les engouements, les congestions pulmonaires
qui font cortège à la tuberculisation et qui deviennent

______

(1) Ce dernier effet a été particulièrement noté à Panticosa, à la
suite des inhalations azotées.

eux-mêmes le terrain de propagation de la maladie. Mais on conçoit, en face d'une affection dont la marche envahissante est toujours à craindre, de quelle sollicitude on doit entourer de tels malades, et avec quelle prudence on doit les soumettre à un traitement aussi actif.

Ici, les séances d'inhalation courtes sont de rigueur, ainsi que les repos fréquents. Il faut surveiller, en même temps que l'état local, les forces générales, les fonctions digestives, le sommeil, etc., s'arrêter au moindre signe d'aggravation, et ne reprendre le traitement que lorsque le calme s'est rétabli.

A l'aide de ces précautions, on voit souvent les phthisiques se réparer, se nourrir mieux, reprendre des forces. En même temps, la toux et l'expectoration diminuent et changent de caractère. Le champ des engouements péri-tuberculeux se rétrécit, et des portions de poumon complètement inertes sont rendues à leur fonction physiologique. La tuberculisation pulmonaire est simplifiée ; elle peut même, avec des soins ultérieurs, s'immobiliser pour un temps plus ou moins long.

Mais ce résultat ne peut être acquis que dans les formes lentes, peu avancées et circonscrites de la maladie. Il faut éloigner d'Allevard les phthisiques avec fièvre hectique au troisième degré, ceux qui ont une fièvre continue avec redoublement vespérin ; les malades très émaciés sans réaction, et ne se nourrissant pas ; ceux qui ont de la pneumonie tuberculeuse récente ; ceux dont les lésions un peu avancées sont bilatérales ; enfin les malades qui ont eu récemment une hémoptysie d'une certaine importance.

Les contre-indications signalées par M. Baron sont communes à toutes les eaux sulfureuses, et la plupart d'entr'elles peuvent être rapportées à tout traitement thermal. Mais il est des cas, en quelque sorte intermédiaires, où, tandis que les eaux sulfureuses se trouvent absolument contre-indiquées, un autre traitement thermal, dont le Mont-Dore est le type, peut être utilement employé. Il s'agit là de nuances impossibles à définir, et à propos desquelles le tact médical aurait besoin de s'appuyer sur des connaissances précises au sujet de l'action des eaux minérales. C'est parce que ces connaissances font encore défaut à un grand nombre de médecins que se produisent tant de tentatives irrationnelles et de défiances illégitimes.

Les eaux d'Allevard ne font ni plus ni moins que bien d'autres eaux sulfurées, justement appropriées aux maladies de l'appareil respiratoire ; mais elles font mieux que la plupart d'entr'elles, parce que l'ensemble de leurs qualités parait les exonérer d'une partie des inconvénients ou des dangers que l'on redoute dans l'application des eaux sulfurées aux cas graves. On est plus maître à Allevard, qu'ailleurs, des actions pathogénétiques de la médication, et c'est ce qui lui assigne son véritable caractère.

Mais, je ne saurais trop le redire, il ne faut pas demander à la médication thermale plus qu'elle ne peut faire. L'action des eaux minérales passe à côté de la phthisie, elle passe à côté de la tuberculose. Elle s'exerce sur la bronchite, et elle s'exerce sur les congestions, les engouements et les pneumonies chroniques. Tout ceci est hors de contestation. Partout où ces états existent à l'état simple, elles ont une action directement curative des lésions existantes, et prophylactique des lésions de retour.

Dans la tuberculose et dans la phthisie, c'est à dire vis à vis la lésion pulmonaire et vis à vis l'état constitutionnel, je le répète, elles ne peuvent jouer qu'un rôle à côté ; et celui-ci, s'il est une fois dominé par la lésion pulmonaire ou par l'état constitutionnel, se trouvera complètement annihilé. Si de semblables circonstances ne peuvent être empêchées, il faut tâcher de les prévoir. Les digues qui servent à contenir les inondations sont souvent submergées elles mêmes. Il est vrai que leur rupture peut rendre la catastrophe plus irréparable. Cette comparaison montre la part qu'il faut savoir faire aux circonstances extrêmes où l'activité et l'inertie aboutissent à une même fatalité : elle montre également la part qui revient, alors que les évènements peuvent être conjurés, à la sagacité des décisions et à l'habileté des applications.

Comme je n'ai pas entrepris dans ce travail de faire l'histoire des eaux d'Allevard, mais seulement de faire ressortir leur véritable spécialisation, je n'insisterai pas sur les applications qu'on peut en faire en dehors des affections de l'appareil respiratoire. Je trouve dans la note de M. Baron, à laquelle j'ai fait des emprunts intéressants, qu'avant que cette spécialisation se fût nettement déterminée par l'installation d'une inhalation toute spéciale elle-même, et supérieure à tous les autres modes d'inhalation usités jusqu'alors, on traitait à Allevard : « des maladies de la peau, des engorgements articulaires de nature rhumatismale et strumeuse, les raideurs des membres, les ankyloses commençantes, une foule de maladies internes provenant d'une métastase ou retrocession rhumatismale goutteuse ou dartreuse, telles que la gastralgie ou la gastro-entéralgie, la dyspepsie, l'asthme, les maladies catarrhales chroniques, la leucorrhée, l'engorgement du col de la matrice, etc.»

Si l'on avait à reprendre chacun des sujets qui viennent d'être si longuement énumérés, il y aurait, à propos de chacun d'eux, des réserves, des distinctions, des restrictions, et beaucoup plus de renvois à faire auprès d'autres eaux minérales que de sujets à conserver à l'actif de la station d'Allevard. Le point le plus intéressant à considérer serait sans doute ce qui est relatif au traitement des dermatoses, les eaux d'Allevard paraissant représenter un intermédiaire entre les sulfurées proprement dites qui ne sont pas applicables aux dermatoses irritatives, et les eaux faiblement minéralisées (eaux indéterminées) qui ne représentent pas des médications assez altérantes dans les dermatoses constitutionnelles. C'est là un sujet d'études qui mérite d'être repris, non d'une manière incidente, et qui se recommande à l'attention des médecins d'Allevard.

CURE DE PETIT-LAIT.

On fait à Allevard la cure de petit-lait. M. Straus, qui a publié, il y a quelques années, un article fort complet, à cela près, sur l'action thérapeutique du petit-lait (1) l'ignorait, car il ne fait aucune mention de cette station, et se plaint qu'on ne puisse rencontrer de telles installations qu'en Suisse et en Allemagne, où

(1) *Nouveau Dictionnaire de Médecine et de Chirurgie pratiques*, article LAIT, 1875.

elles se trouvent extrêmement multipliées. Il est vrai que, si je ne fais une erreur analogue, la station de petit-lait d'Allevard est la seule qui existe en France.

M. le docteur Laure nous apprend que le petit-lait se prépare à Allevard de la manière suivante : les montagnes d'Allevard fournissent trois espèces de petit-lait dont le plus pur, le seul qui nous intéresse, est la coulée du fromage obtenue par l'ébullition au moyen d'un petit-lait que la présure fait aigrir. Lorsque le caséum est recueilli, on passe le liquide à travers un tamis ou un linge qui retient les flocons : il est doux, onctueux et conserve la saveur laiteuse : c'est celui que l'on boit et qui sert pour les bains. Il arrive encore chaud, avec une odeur agréable et un bon goût ; cependant il rougit toujours le papier de tournesol (1).

Voici l'analyse des différentes espèces de petit-lait, faite à Obersalzbrunn, en 1859, par Valentiner :

	chèvre	vache	brebis
Eau	93,380	93,264	91,960
Matières albuminoïdes	1,140	1,080	2,130
Lactose	4,530	5,100	5,070
Matières grasses	0,372	0,116	0,252
Sels et substances extractives	0,578	0,410	0,588
	100	100	100

Le petit-lait, dit le docteur Laure, pris en boisson, tempère l'action de l'eau et celle de la chaleur, il maintient la liberté du ventre chez les baigneurs excités par le voyage et le traitement. Il est utile dans l'état bilieux qui peut être réveillé par la sulfuration dans l'angine, la bronchite, l'aphonie avec laryngite,

(1) LAURE. *Eau sulfureuse d'Allevard*, 1868.

les affections du cœur, du foie, de la vessie, de l'utérus, les éruptions ramenées par la saison chaude.

« Le bain de petit-lait est sédatif, non-seulement de la peau, mais encore de l'organisme entier ; il fait tomber la chaleur et le pouls, il déprime, à la façon des antiphlogistiques, sans rien ôter des forces. En modérant les contractions du cœur, il calme le prurit, la douleur, et laisse du bien-être avec un sentiment de fraîcheur ou de froid général, suivant le temps et la disposition. »

La cure de petit-lait a été étudiée surtout chez les phthisiques. M. Thierry-Mieg a exposé nettement ses indications : elle est utile dans la forme active, hémoptoïque de la phthisie. Elle est formellement contre-indiquée dans les formes torpides, passives ou colliquatives (1). MM. Herard et Cornil disent également : « autant la médication lactée, tempérante et antiphlogistique, nous paraît avantageuse dans les cas aigus et subaigus chez les individus nerveux, à fibre irritable, hémoptoïques, autant elle peut avoir d'inconvénients graves lorsque la tuberculisation présente une forme apyrétique et qu'elle s'observe chez des malades mous et lymphatiques, qui ont avant tout besoin d'un régime substantiel et réparateur. »

C'est trop spécialement à propos de la phthisie pulmonaire qu'a été étudiée la cure de petit-lait ; elle ne peut y être qu'un succédané, utile il est vrai, du traitement hygiénique et thérapeutique. C'est en somme une médication sédative, surtout par l'usage des bains, et à laquelle s'ajoutent des effets laxatifs, faciles à graduer. Envisagée sous ce point de vue, ses applica-

(1) *Bulletin de Thérapeutique*, LXIV, 1865.

tions peuvent être très-étendues, et elle est propre à rendre de grands services, dont nous avons tort de nous priver.

Il ne faudrait pas y voir seulement un accessoire ou un complément du traitement d'Allevard, mais surtout une médication spéciale qui pourrait, entr'autres, trouver d'importantes applications au traitement des névroses et en particulier des névroses générales qu'accompagnent si souvent les dyspepsies saburrales ou catarrhales.

<hr>

DE L'EMPLOI
DE L'EAU D'ALLEVARD TRANSPORTÉE

Les eaux sulfurées sodiques sont profondément et rapidement altérées par le contact de l'air et par les éléments d'altération qu'elles renferment en elles-mêmes, les carbonates en faible proportion, et surtout les silicates. Leur température, généralement élevée, vient y ajouter les éléments d'altération moléculaire que peut déterminer le refroidissement.

Les eaux d'Allevard, froides et dépourvues de sulfures, ne se trouvent pas exposées aux mêmes chances d'altération. Il suffit donc de les tenir préservées du contact de l'air atmosphérique pour qu'elles conservent leur intégrité. Les expériences multipliées de Dupasquier ne laissent point de doute à cet égard. Voici celles qu'il rapporte :

Ces expériences ont eu pour but de déterminer :

1° L'influence de la conservation dans des bouteilles remplies à la source et bien bouchées.

2° L'influence de l'air dans diverses conditions ;
3° L'influence de l'agitation ;
4° L'influence de la température.

A. De l'eau minérale a été embouteillée à la source, bouchée dans l'eau et laissée en repos pendant deux jours.

B. Des bouteilles remplies à la source et bouchées dans l'eau, puis renversées sens dessus dessous, ont été conservées quinze jours.

C. Des bouteilles remplies à la source et bouchées dans l'eau ont été conservées vingt-quatre jours.

D. Quatre bouteilles ont été remplies à la source, puis bouchées et goudronnées, en laissant environ 27 millimètres d'air entre le bouchon et la surface du liquide. Elles ont été ensuite placées debout, dans une chambre où elles étaient exposées aux rayons du soleil (au mois de septembre), pendant un mois et sept jours.

E. Au mois de novembre, une caisse d'eau a été expédiée à Lyon. Chaque bouteille, remplie à la source, avait été bouchée de manière à ne laisser que de 5 à 7 millimètres d'air entre le bouchon et la surface de liquide. Une partie a été analysée après un mois, une autre après six semaines et enfin après trois mois.

Le résultat de ces expériences a été le suivant :

1° L'eau d'Allevard, bouchée à la source, sans inter-position d'air entre le bouchon et le liquide, ou du moins en n'en laissant qu'une couche de quelques milli-mètres, peut se conserver sans aucune altération un mois, un mois et demi, deux, trois, quatre mois et même davantage.

2° 27 millimètres d'air interposés entre le bouchon et

le liquide peuvent lui faire perdre quelques dixièmes sur 7°, ou 70 dixièmes, ce qui est insignifiant.

3° En ne laissant que de 5 à 7 millimètres d'air interposés, l'eau se conserve sans altération, ou du moins cette altération peut être considérée comme nulle (1).

Quelques autres résultats fournis par le même ordre d'expérimentation méritent d'être consignés ici :

1° La décomposition de l'eau d'Allevard au contact de l'air est en raison directe de la surface du liquide. Elle est presque nulle, même après deux jours, quand un litre de ce liquide n'est en contact avec l'air que par une surface d'environ vingt-sept millimètres, c'est-à-dire par la largeur du goulot d'une bouteille.

2° L'agitation de l'eau, en multipliant la surface du liquide et favorisant son contact avec l'air, accélère beaucoup sa décomposition. Celle-ci peut être complète en moins de deux heures, si on laisse tomber un litre goutte à goutte d'un mètre de hauteur.

C'est sur ce résultat qu'est basé le mode d'inhalation particulier à la station d'Allevard.

3° L'action de la chaleur, à l'abri du contact de l'air, est presque nulle. L'eau d'Allevard peut être chauffée jusqu'au dessus de 90° c. sans perte sensible de son principe sulfureux, ni de ses autres gaz, pourvu, bien entendu, que le point d'ébullition ne soit pas atteint.

4° L'eau d'Allevard, même à l'abri du contact de l'air, perd complétement son principe sulfureux en deux heures d'ébullition.

(1) *Histoire clinique, médicale et topographique de l'eau sulfureuse d'Allevard,* par le Dr DUPASQUIER et le Dr NIEPCE, 1870, p. 196.

L'eau sulfureuse d'Allevard est donc éminemment propre à la transportation, puisqu'elle conserve, pendant plusieurs mois, une intégrité à peu près absolue de sulfuration.

Les eaux sulfureuses transportées tiennent une grande place dans la thérapeutique commune des affections des voies respiratoires. Elles sont employées dans le but d'obtenir la résolution des affections catarrhales résistantes, ou d'atténuer les catarrhes persistants.

Bien qu'il faille les écarter des états aigus, plus peut-être qu'on ne le fait souvent, cependant leur emploi est plus facile que celui du traitement thermal sulfureux, et est moins exposé à rencontrer des contre-indications ou à nécessiter des précautions particulières.

Mais ce n'est pas seulement dans le cours ou au déclin des affections catarrhales qu'il faut recourir aux eaux sulfureuses transportées. J'ai signalé maintes fois l'action prophylactique de ces eaux chez les individus sujets aux retours de laryngites et de bronchites lors du retour des saisons froides. Ceci concerne particulièrement les vieillards. Dès que l'humidité de l'automne ou le froid de l'hiver reparaît, la muqueuse respiratoire se congestionne et les sécrétions catarrhales s'établissent jusqu'au retour de la belle saison. Ils demeurent indemnes de tout catarrhe pendant l'été, puis celui-ci reparaît durant l'hiver, avec toutes les conséquences possibles des imminences d'acuité qu'il entretient, et qui s'étendent souvent au parenchyme pulmonaire.

C'est précisément pendant la période de rémission absolue, quelquefois incomplète, de ces affections catarrhales, qu'il faut faire usage des eaux sulfureuses, et le mieux est de les prendre au commencement et à la fin de l'été, « J'ai vu ainsi des habitudes de catarrhe, après s'être reproduites avec une certaine gravité d'année en année, cesser entièrement depuis qu'on faisait usage d'eaux sulfureuses de la manière que j'ai indiquée. » (1)

Ceci s'applique au traitement thermal, mais également aux eaux sulfureuses transportées. J'ai encore l'habitude, chez les individus de tout âge, sujets au catarrhe hivernal, ou présentant une susceptibilité particulière de la membrane muqueuse respiratoire, de prescrire, dès le mois de septembre, et pendant toute la durée de l'hiver, une eau sulfureuse, par périodes coupées, ainsi pendant quinze jours tous les mois ou toutes les six semaines, alternant avec des préparations de goudron.

Les renseignements fournis plus haut ne laissent aucun doute touchant l'appropriation supérieure des eaux d'Allevard à une semblable pratique.

(1) Durand-Fardel. *Traité pratique des maladies des vieillards*, 2ᵉ édition, 1873, p. 395.

Vichy. imp. Walton.

OUVRAGES DU MÊME AUTEUR

Traité du Ramollissement du Cerveau (couronné par l'Académie de Médecine), 1843, 1 vol. in-8° de 525 pages.

Traité pratique des Maladies chroniques, 1868, 2 vol. grand in-8° de 1403 pages.

Traité clinique et thérapeutique du Diabète, 1869, 1 vol. in-12 de 484 pages.

Traité pratique des Maladies des Vieillards, 1873, 2e édit., 1 vol. grand in-8 de 815 pages.

Dictionnaire général des Eaux minérales et de l'Hydrologie médicale (en collaboration avec MM. Le Bret, Lefort et Jules François), 1860, 2 vol. in-8, de 1664 pages, couronné par l'Académie de médecine.

Traité thérapeutique des Eaux minérales de la France et de l'Etranger et de leur emploi dans les Maladies chroniques, 1862, 2e édit., 1 vol. grand in-8 de 738 pages. (La 3e édition est sous presse).

Les Eaux minérales et les Maladies chroniques, leçons professées à l'Ecole pratique, 1874, un vol. in-12 de 227 pages.

Lettres médicales sur Vichy, 1877, 4e édit. 1 vol. in-12 de 181 pages.

Vichy, imp. Wallon.